consciência? **COMO PROTEGER A MENTE DO ESTRESSE E DA ANSIEDADE**

Contente

3

4

entender consciência

A capacidade de estar totalmente presente, consciente de onde estamos e o que estamos fazendo, e não reagir de forma exagerada ou ficar sobrecarregado com o que está acontecendo ao nosso redor é chamada de atenção plena.

Todos têm a capacidade de estar conscientes; Tudo o que você precisa fazer é saber onde acessá-los. Não é uma característica que precisa ser invocada.

Aprender a definição de atenção plena e sua conexão com a meditação é um bom ponto de partida. Mindfulness é a qualidade de estar totalmente presente e engajado em tudo o que fazemos, sem interrupções ou julgamentos, e estar ciente de nossos pensamentos e sentimentos sem ser atraído por eles. Por meio da meditação, praticamos essa consciência do momento presente e aprimoramos as habilidades de atenção plena que podemos usar posteriormente na vida diária. Ao treinar nossa mente para estar presente, também nos treinamos para viver com mais atenção, no momento, com nossa respiração e desapegados de pensamentos e emoções reacionários, o que é especialmente útil ao lidar com situações desconfortáveis ou circunstâncias difíceis.

Você já se perguntou quantas vezes por dia você experimenta mindfulness ? Você pode verificar sua posição respondendo ao Mindful Attention Awareness Score (MAAS), um questionário de 15 itens usado por pesquisadores para medir a consciência. Quanto maior sua pontuação, mais habilmente você pode praticar a atenção plena. Você não conseguiu a nota que queria. Não se preocupe! É simplesmente um sinal de que você pode se beneficiar da prática da meditação mindfulness.

A diferença entre meditação e atenção plena

O problema com a atenção plena que muitas pessoas acham confuso é que não é um estado mental temporário que ocorre enquanto você está sentado e depois desaparece pelo resto do dia. Em vez disso, mindfulness é um estilo de vida que, quando nos lembramos, nos permite dar um passo para trás e estar no presente em qualquer situação.

Embora a atenção plena não acabe com o estresse e outros problemas, ela nos dá mais controle sobre como reagimos a eles no presente e aumenta nossas chances de reagir com calma e compaixão ao estresse ou outras dificuldades. . É claro que praticar a atenção plena não nos impede de sentir raiva; Em vez disso, permite-nos tomar decisões mais informadas sobre como queremos responder, principalmente com calma e empatia, ou talvez ocasionalmente com raiva moderada.

A prática da meditação é a base para o desenvolvimento da consciência. Primeiro, usamos a meditação para passar algum tempo nos familiarizando com o momento presente. Mas, com o tempo, praticar a atenção plena diariamente nos ajuda a melhorar nossa capacidade de estar presente o dia todo, todos os dias.

A melhor maneira de praticar a meditação mindfulness

A meditação da atenção plena não apenas pode mudar nossa perspectiva e atitude, mas também pode mudar a maneira como nossos cérebros são conectados. De acordo com a Universal Neural Imaging Meditation Research, oito semanas de meditação mindfulness também afetam nosso cérebro, alterando-o para promover pensamentos e sentimentos mais felizes.

O primeiro benefício da meditação é que ela nos permite mudar de ondas cerebrais de alta voltagem para ondas cerebrais de baixa frequência, ativando (e, talvez mais importante, desativando) áreas específicas do cérebro. Por exemplo, poderia diminuir a força das conexões neurais com o córtex pré-frontal medial, ou córtex pré-frontal, às vezes chamado de "centro do ego", reduzindo assim a presença de características como estresse, ansiedade e medo. Áreas do cérebro responsáveis por funções mentais, como concentração e julgamento, também podem desenvolver novas conexões neurais por meio da meditação.

E isso não é tudo: a meditação da atenção plena pode alterar a estrutura do cérebro por meio de um processo conhecido como plasticidade neural. De acordo com um estudo, a prática regular de meditação leva a um aumento da massa cinzenta do cérebro, que afeta sentimentos, planejamento e resolução de problemas, e a um espessamento do córtex cerebral, que controla a memória e o aprendizado. No entanto, a amígdala, que determina como percebemos o estresse, a ansiedade e a ansiedade, diminui com a idade.

Os diferentes tipos de meditação.

Embora a atenção plena seja inata, ela pode ser desenvolvida com métodos comprovados. aqui estão alguns exemplos:

- Meditação em pé, sentado ou em movimento (deitar também é uma opção, mas muitas vezes leva à sonolência);
- As pequenas pausas que incorporamos em nossas atividades diárias;
- Combine a meditação com outras atividades, incluindo ioga ou exercícios.

Você pode melhorar sua capacidade de pensar de forma eficaz ao longo do tempo. Como tudo começa com a conexão cérebro-coração, quanto mais você pratica, mais inteligente você se torna. Que tal redefinir as duas conexões?

<u>Aqui estão algumas técnicas pouco conhecidas para pensar com clareza. Vamos passar por cada segredo, um por um.</u>

Segredo não. Erro nº 1: Sempre pense no que você pode aprender com seus erros.

"É bom comemorar os sucessos, mas é mais importante aprender com os fracassos" (Bill Gates)

Lembre-se que tudo começa e termina na conexão cérebro-coração. Então, quando um desastre terrível ocorrer, tente fazer algo grande com isso. Quando você refletir sobre a situação, veja-a como uma lição, em vez de um evento horrível e infeliz. Tente encontrar satisfação em tudo. Quer você ganhe ou perca, tente pensar: "Que lição você aprendeu com isso?"

2. A resposta da sua mente ao estresse

O primeiro passo é entender como seu corpo e cérebro respondem naturalmente ao estresse. Depois de entender isso, você pode tentar mudar sua atitude em relação ao estresse praticando novas estratégias e comportamentos. A neuroplasticidade de nossos cérebros nos permite exercitar continuamente e encontrar novas formas de pensar para mudá-los.

A amígdala do seu cérebro, uma área em forma de amêndoa, sente o perigo e desencadeia a resposta ao estresse. Neurotransmissores e hormônios como córtex, adrenalina e adrenalina são apenas alguns produzidos em resposta, preparando seu corpo para "lutar ou fugir". Quando seu cérebro sente que não consegue lidar com o estresse, o sistema nervoso simpático pode iniciar uma resposta de "congelamento". Siga rapidamente a reação de luta, fuga ou congelamento. Seu corpo pode reagir a uma cobra na rua ou a um carro que se aproxima antes que você saiba o que esperar.

O terceiro segredo é reconhecer suas ideias negativas e transformá-las em ideias positivas.

"A atitude certa pode transformar o estresse negativo em positivo", disse Hans Sale.

Muitas pessoas usam ideias contraproducentes como "não sou bom o suficiente" e "não mereço isso" para se desmotivar, mas nunca é uma boa ideia. As experiências passadas de todos os afetam e, se nos concentrarmos apenas negativamente neles, esse efeito também se manifestará no presente. Esforce-se constantemente para transformar suas ideias negativas em boas. Para conseguir isso, tudo o que você precisa fazer é adotar a atitude certa e tudo o mais se encaixará.

4. Aprenda a desacelerar e relaxar

Antes de reagir a uma situação estressante, o cérebro pré-frontal tem tempo para registrar a reação. Isso pode ser útil em várias situações, como quando seu cônjuge ou colega de trabalho o critica, quando você descobre uma conta de luz vencida ou quando está esperando o resultado de um exame médico.

Segredo não. Mito 5: O pensamento constante leva à estagnação

A superanálise consiste em inventar problemas que não existiam.

A maioria das pessoas tende a pensar muito antes de tomar uma decisão. De acordo com a psicologia, pensar demais promove a preguiça. Portanto, você deve evitá-lo a todo custo e pensar:

Pensar.

Conceito: Crie um conceito baseado nisso.

Visualize o pensamento que vem à sua mente.

Ação: Dê mais um passo para colocar esse pensamento em prática.

6. Manter a atenção plena significa escolher mudar seus pensamentos de medos irracionais e apreensões para pensamentos acolhedores e compassivos.

Posição do observador. Você pode perguntar: "Hmm, o que está acontecendo aqui?" Meu peito começa a ficar com raiva. Quero dizer algo doloroso. Seria benéfico fazê-lo agora? A melhor maneira de praticar a atenção plena é meditar regularmente e desenvolver uma atitude reflexiva quando não estiver estressado. De acordo com pesquisas cerebrais, pessoas mais alertas têm uma conexão melhor entre a amígdala e o córtex pré-frontal ao responder a um estressor emocional.

Segredo não. Mito 7: Conheça as intenções de uma pessoa antes que suas ações prejudiquem você.

"Não julgue o trabalho pela capa", dizem eles.

Os fusíveis da maioria das pessoas são curtos e facilmente perdem a paciência. Mas você não deve ser como eles se quiser ter sucesso na vida. Você precisa entender a motivação do comportamento antes que ele o prejudique. Isso tornará mais fácil pedir desculpas e você não ficará irritado ou com raiva.

8. Encontre um senso de controle

Pesquisas em ratos, primatas e humanos mostraram que nossos corpos e cérebros reagem mais negativamente a eventos inesperados e descontrolados do que a eventos previsíveis e controláveis. Em seguida, considere os componentes dessa circunstância que você pode controlar e os que não pode controlar e concentre seus esforços em tentar melhorar os aspectos que pode (trabalhar os aspectos que não pode influenciar, para aceitá-los conscientemente) .

Segredo não. Mito 9: O pensamento poderoso é desencadeado por palavras fortes

"Uma palavra pode mudar o significado, a emoção e a motivação."

É claro que uma linguagem forte inspira um pensamento forte. Suponha que quando você diz: "Vou tentar esta técnica", o comentário soa fraco e muito geral. No entanto, quando você diz: "Preciso dominar esta técnica", isso soa poderoso e inspirador. Portanto, se você está pensando no sucesso, sempre tente usar palavras poderosas. A mera intenção não é motivação; Pelo contrário, tente aperfeiçoá-lo. Portanto, se você puder pensar com clareza e força, poderá ser bem-sucedido.

10. Expanda sua visão:

Quando a amígdala cria medo e outros sentimentos desagradáveis, sua perspectiva mental imediatamente se concentra em buscar e evitar o perigo. Então você negligencia os aspectos positivos de sua vida ou soluções originais para o problema. Existe uma maneira de ver a causa do seu estresse como um desafio ou uma oportunidade de progresso? Pode ajudar a reorientar sua energia mental e as substâncias químicas do cérebro para controlar a situação estressante, o que pode efetivamente aumentar sua motivação e eficiência.

11. Use gatilhos psicológicos para manter seu coração e mente sincronizados.

Equilíbrio é algo que você cria, não algo que você descobre. janeiro kingford

Na maioria dos casos, isso acontece quando seu coração e intelecto estão em um impasse. Enquanto o cérebro usa o pensamento lógico, o coração está conectado emocionalmente. No entanto, negociar requer manter um equilíbrio entre os dois, o que só pode ser alcançado com a aplicação de um gatilho psicológico.

Pense em uma situação em que sua mente lhe diz para não planejar, mas seu coração lhe diz para fazê-lo. Portanto, em vez de desistir cm tal situação, você deve pensar de outra maneira. Pense em quanto menos estresse você sentirá quando puder ver toda a sua programação diária e fazer tudo a tempo. Este método alinha sua mente e coração e o inspira a seguir em frente.

Escolha a configuração correta:

Em vez de tentar evitar o estresse, concentre-se no que você pode aprender com a situação e em quais habilidades e talentos você tem para lidar com ela. Quando você faz da evitação seu foco principal, fica mais difícil encontrar soluções ou suporte.

Em vez disso, considere maneiras proativas e construtivas de lidar com o estressor e como lidar com ele pode ajudá-lo a aprender e crescer.

Quais são as cinco maneiras de reduzir o estresse?

Experimente estas cinco dicas para gerenciar o estresse e aliviar a tensão geral das atividades diárias:

1. Use a meditação guiada.
2. Aprenda a respirar profundamente.
3. Tenha uma dieta saudável e um programa de exercícios.
4. Organize seu tempo nas redes sociais.
5. relacionar com os outros.

A pandemia de estresse

O Mês da Pesquisa sobre o Estresse, que acontece em abril, visa educar as pessoas sobre os efeitos da epidemia de estresse e estratégias construtivas de enfrentamento. O estresse relacionado ao trabalho é um problema que aflige todos os países atualmente. De acordo com uma pesquisa da Gallup, 80% dos trabalhadores americanos experimentam estresse relacionado ao trabalho. E meio admitem que precisam de ajuda para descobrir como lidar com isso. Embora algum nível de estresse relacionado ao trabalho seja comum, demandas excessivas ou prolongadas podem causar chicotadas, prejudicar a saúde das pessoas e limitar sua capacidade de desempenho. Segundo estudos, fumar, sedentarismo e estresse crônico no trabalho são prejudiciais ao bem-estar físico e mental. O estresse prolongado no trabalho coloca seu sistema imunológico em alerta máximo e aumenta o risco de diabetes tipo 2, pressão alta, dor crônica e um sistema imunológico enfraquecido.

Quais são os cinco sintomas mais comuns de estresse?

Quando você está estressado, você pode sentir:

irritável, zangado, impaciente ou tenso.

sobrecarga ou sobrecarga.

ansioso, agitado ou assustado.

É como se sua mente estivesse acelerada e você não pudesse relaxar.

incapaz de relaxar.

Depressivo.

sem vida e desinteressado.

como se eu tivesse esquecido como rir.

O que significa recessão econômica?

Economias fracas podem ter baixo crescimento do PIB ou alto desemprego. Embora a atividade econômica fraca seja muitas vezes vista como um fator negativo para a maioria das empresas, também há oportunidades para algumas empresas e setores. A flexibilização quantitativa é uma estratégia que os bancos centrais podem usar para estimular uma economia lenta.

Como posso parar de me sentir tão estressado?

Você pode começar a respirar mais profundamente, promovendo maior estabilidade e sentindo uma sensação de retorno do autocontrole.

Alinhe-se com o que está acontecendo, comece o processo de ancoragem, nomeie suas sensações corporais, desconecte-se e observe o que é bom para você.

Por que sinto tanto estresse em casa?

Muitos fatores, como um ambiente barulhento, um cônjuge zangado, preocupações financeiras ou até mesmo tarefas menores como lavar a roupa ou cortar a grama, contribuem para o estresse em casa. É importante levar o estresse a sério.

Aqui estão quatro maneiras de lidar com os desafios da vida sem bater a cabeça contra a parede.

1. Respire profundamente.
2. Planeje com antecedência e pense em soluções.
3. Terceira dica: mude sua perspectiva.
4. Controle seu estresse.

Como identificar os sinais indicadores de estresse?

- Ficar com raiva, entediado ou mal-humorado facilmente.
- Sentir-se sobrecarregado, como ter que assumir o controle ou perder o controle.

- É difícil para você se desconectar e acalmar seus pensamentos. Sentir-se não amado, sem importância, deprimido e com baixa auto-estima.

Sintomas de estresse excessivo

- desconforto no peito, batimentos cardíacos acelerados
- náusea, tontura
- prisão de ventre ou diarreia
- Usar bebidas ou drogas para relaxar e "aliviar o estresse"
- comer demais ou comer demais
- Adiar ou pular compromissos
- suportar preocupação constante
- eu me sinto sobrecarregado
- incapacidade de concentração
- pensamentos acelerados ou tensos
- Inquietação e dificuldade em relaxar
- irritabilidade e depressão

Estresse é muito ruim?

Infelizmente, o estresse é uma parte inevitável da vida. Agora que o coronavírus se tornou parte de nossas vidas diárias, você pode estar se sentindo mais ansioso do que nunca. Mas o estresse pode realmente deixá-lo doente?

Sim, para responder rapidamente.

Os seguintes problemas de saúde podem ser agravados pela doença do estresse:

Temer.

dormir mal

Irritabilidade.

eu não consigo me concentrar

Você tem dificuldade em concluir tarefas.

Problemas de abuso de drogas e álcool.

maus hábitos alimentares.

Dr. Adam Borland, um psiquiatra, diz que um pouco de estresse pode ajudar a mantê-lo alerta. De acordo com o Dr. Borland, "Gerenciar níveis administráveis de estresse e ansiedade ajuda a nos preparar para os desafios da vida diária".

Além disso, examinar um problema difícil pode ajudá-lo a encontrar uma solução. Pensar em uma discussão com seu cônjuge "em sua cabeça" pode realmente lhe dar uma nova perspectiva sobre a situação.

Dr. Borland diz que a preocupação só se torna um problema quando começa a limitar sua capacidade de fazer as coisas que você precisa ou deseja fazer. Claro, se a preocupação o mantém acordado à noite, ou se você recorre à comida ou ao álcool para se curar, isso pode prejudicar sua saúde.

O papel desempenhado pelo córtex

De acordo com o Dr. Borland, ele ativa o sistema nervoso simpático do corpo durante períodos de estresse físico ou mental.

Isso desencadeia o que é conhecido como resposta de luta ou fuga, onde seu corpo se prepara para se proteger fisicamente do perigo ou fugir.

Você pode ver respostas fisiológicas imediatas, como:

- aumento da frequência cardíaca.
- respire rápido
- Dificuldade ao respirar.
- Tontura.
- Dor de cabeça.
- náusea.
- tensão nos músculos.

Quais são os sinais de estresse cardíaco?

Sintomas e sinais

Dor no peito (muitas vezes repentina e intensa)

Dificuldade ao respirar.

pulso irregular ou rápido.

Suor.

Tontura.

O estresse pode afetar seu coração?

doença cardíaca e estresse

O estresse constante já pode colocar muita pressão em seu coração. O estresse aumenta a pressão arterial. Seu corpo reage de forma mais inflamatória sob estresse. Quando você está estressado, seu sangue pode conter mais triglicerídeos e colesterol.

Às vezes, o estresse pode ser bom? Verdadeiro ou falso?

A resposta do seu corpo a uma demanda ou dificuldade é o estresse. Às vezes, o estresse pode ser útil, como quando o protege ou o ajuda a cumprir um prazo. No entanto , o estresse prolongado pode ser prejudicial à saúde.

Este livro fornece uma visão geral da pesquisa e fundamentos filosóficos para o uso da atenção plena, aceitação e psicologia budista na terapia de casal e família

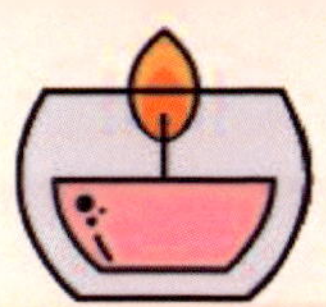
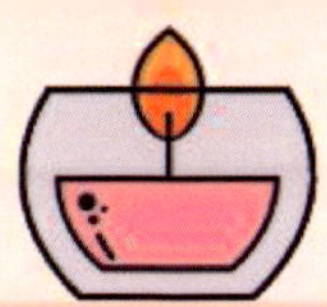
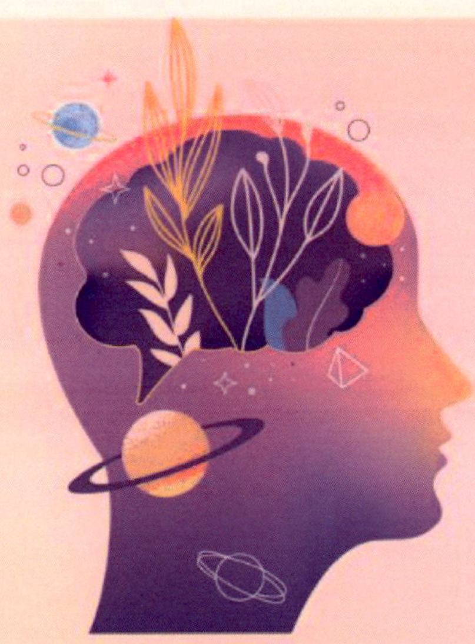

PLEINE CONSCIENCE? COMMENT GARDER VOTRE ESPRIT DE STRESS ET D'ANXIÉTÉ

Qasi james